MW01048254

50 Recettes Quotidiennes Pour La Friteuse À Air

50 Recettes Rapides, Faciles À Préparer Et Sans Effort Qui Vous Faciliteront La Vie

Katherine Morgan

Cècile Moreau

Avis discomer:

Veuillez noter que les informations contenues dans ce document sont à des fins éducatives et de divertissement seulement. Tous les efforts ont été faits pour présenter des informations exactes, à jour, fiables et complètes. Aucune garantie d'aucune sorte n'est déclarée ou implicite. Les lecteurs reconnaissent que l'auteur ne s'engage pas à fournir des conseils juridiques, financiers, médicaux ou professionnels. Le contenu de ce livre provient de diverses sources. S'il vous plaît consulter un professionnel autorisé avant de tenter toutes les techniques décrites dans ce livre.

À la lecture de ce document, le lecteur convient qu'en aucun cas l'auteur n'est responsable des pertes directes ou indirectes subies à la suite de l'utilisation des renseignements contenus dans le présent document, y compris, sans s'y limiter, des erreurs, des omissions ou des inexactitudes.

résumé

Introduction

Les friteuses à air fonctionnent en cuisinant les aliments avec une circulation d'air chaud. C'est ce qui rend les aliments que vous mettez dans si croquant quand ils sortent! Quelque chose appelé « effet Maillard » se produit, qui est une réaction induite chimiquement qui se produit à la chaleur qui le rend capable pour cette friteuse de brûler des aliments en si peu de temps, en gardant les nutriments et la saveur intacte.

Les avantages de l'utilisation d'une friteuse à air

Une réduction massive de l'huile - il ne faut pas plus d'une cuillère à café ou deux de papier d'aluminium pour cuire les aliments dans une friteuse à air et atteint encore la même consistance. Très loin des nombreuses tasses d'huile que vous devriez utiliser pour faire cuire les aliments dans une friteuse. Le résultat est la nourriture qui n'est pas trempée dans la graisse malsaine qui obstruera les artères.

Plein de saveur - le goût de la nourriture sort vraiment dans une friteuse à air. Malgré la petite quantité d'huile utilisée dans la « friture » de la nourriture, vous obtenez le goût « frit » et la texture.

Opération de pression mobile facile - Vous n'avez plus besoin de regarder la poêle sur le poêle pendant la friture des aliments. Cela signifie également que vous ne pulvérisez pas d'huile et de brûlures accidentelles. Toute la magie se produit dans l'espace de cuisson, il suffit de définir les préférences de cuisson, appuyez sur le bouton droit et laissez la friteuse à air faire tout le travail.

Temps de cuisson rapides - Les températures élevées qui circulent dans l'espace de cuisson dime les temps de cuisson communs. C'est parce que la chaleur est maintenue tout le temps cuit, ce qui signifie que vous n'avez pas à vous soucier de la perte de chaleur qui ralentit votre cuisson.

Nettoyage facile - Avec des paniers de nourriture qui sont lave-vaisselle-coffre-fort, il est aussi simple que de l'enlever et de le mettre dans l'espace de cuisson peut être facilement nettoyé avec un chiffon et un savon doux pour laver la vaisselle.

Polyvalent sans parité : cet appareil moderne est plus qu'une friteuse. Vous pouvez cuisiner, griller et y cuire aussi. Plus d'un mini four convection très polyvalent qu'une friteuse.

Coffre-fort - Ses composants sont sans danger pour les aliments, et le processus de cuisson lui-même vous aide à éviter les accidents dans la cuisine qui peuvent causer des brûlures d'huile. Il est peu probable que le corps de la friteuse d'air soit chaud même si la température à l'intérieur est à son maximum. L'utilisation de gants de cuisine standard vous donnera plus qu'assez de protection lors de la manipulation de cet appareil de cuisine.

Ces avantages font des friteuses d'air le choix évident quand il s'agit de la cuisine saine Aucun compromis sur la saveur ou la commodité!

Pour des bêtises, les friteuses à air peuvent faire ce que ces friteuses font, mais d'une manière beaucoup plus saine que de tremper les aliments dans la graisse et l'huile d'engraissement.

Tirer le meilleur parti de la friteuse à air

Pour maximiser les avantages de l'utilisation d'une friteuse à air, voici quelques conseils que vous ne devriez pas négliger :

Commencer

• Placez la friteuse à air sur un dessus de cuisine résistant à la chaleur, si vous avez des surfaces granitiques c'est parfait.

• Évitez de le mettre près du mur car cela dissipe la chaleur causant des temps de cuisson plus lents. Laissez un espace d'au moins cinq pouces entre le mur et la friteuse à air.

• Des plaques à pâtisserie et des casseroles allant au four peuvent être utilisées dans la friteuse à air aussi longtemps qu'elles peuvent s'insérer facilement à l'intérieur et que la porte peut se fermer.

Avant la cuisson

• Si vous le pouvez, préchauffez toujours la friteuse à air pendant 3 minutes avant la cuisson. Une fois éteinte, la insurrouleur sera prête pour le rock and roll.

• Utilisez un vaporisateur pompé à la main pour l'application d'huile. L'adoption de cette méthode vous fera utiliser moins d'huile et est une option plus simple que le brossage ou la bruine. Évitez les marques d'aérosols en conserve car elles ont tendance à avoir beaucoup de mauvais produits chimiques

• Toujours du pain si nécessaire. Cette étape panée ne doit pas être manquée. Assurez-vous d'appuyer fermement sur le pétrissage sur la viande ou le légume afin que les miettes ne tombent pas facilement.

Pendant la cuisson

• Ajouter de l'eau au tiroir de la friteuse à air pendant la cuisson des aliments riches en matières grasses pour éviter une fumée et une chaleur excessives. Utilisez cette technique lors de la cuisson de hamburgers, bacon, saucisses et aliments similaires.

• Protégez les aliments légers comme les tranches de pain avec des cure-dents afin qu'ils ne gonflent pas.

• Évitez de mettre trop de produits alimentaires dans le panier de friteuse à air. Le surpeuplement entraînera une cuisson irrégulière et empêchera également les aliments d'obtenir cette texture croquante glorieuse que nous aimons tous.

• Il est recommandé de secouer la friteuse et de retourner les aliments à mi-cuisson pour s'assurer que tout ce qui se trouve à l'intérieur cuit uniformément.

• Ouvrir la friteuse à air à quelques reprises pour vérifier comment les aliments vont n'affectera pas le temps de cuisson, alors ne vous inquiétez pas.

Une fois terminé :

• Retirer le panier du tiroir avant d'extraire les aliments pour éviter que l'huile ne reste sur les aliments fraîchement frits.

• Les jus dans le tiroir de la friteuse à air peuvent être utilisés pour préparer de délicieuses marinades et sauces. Si vous le trouvez trop de graisse, vous pouvez toujours le réduire à une casserole pour se débarrasser de l'excès de liquide.

• Il est impératif de nettoyer le panier et le tiroir après chaque utilisation.

Maintenant que vous avez appris les rudiments de l'utilisation de la friteuse à air, passons à la partie passionnante: il est temps de cuisiner!

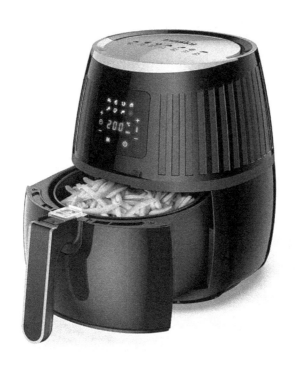

Pain de banane de beurre d'arachide

Temps de préparation: 15 minutes

Temps de cuisson: 40 minutes

Portions: 6

ingrédients:

• 1 tasse plus 1 cuillère à soupe de farine pour toutes les utilisations

• 1. cuillères à café de poudre à pâte

• 1 gros œuf

• 2 bananes mûrissantes moyennes, pelées et écrasées

• . noix de tasse, grossièrement hachées

• cuillère à café de sel

• 1/3 tasse de sucre en poudre

• 2 cuillères à soupe de beurre crémeux d'arachide

• 2 cuillères à soupe de crème sure

• 1 cuillère à café d'extrait de vanille

Itinéraire:

1. Préchauffer la friteuse à air à 330 ou F et graisser une plaque à pâtisserie antiadhésive.

2. Mélanger la farine, la levure et le sel dans un bol.

3. Fouetter ensemble l'œuf avec le sucre, l'huile de colza, la crème sure, le beurre d'arachide et l'extrait de vanille dans un bol.

4. Mélanger les bananes et battre jusqu'à ce qu'elles soient bien mélangées.

5. Maintenant, ajouter délicatement le mélange de farine et plier délicatement les noix.

6. Remuer jusqu'à ce qu'ils soient mélangés et transférer uniformément le mélange sur la plaque à pâtisserie préparée.

7. Placer la plaque à pâtisserie dans un panier de friteuse à air et cuire environ 40 minutes.

8. Retirer de la friteuse à air et déposer sur un gril pour refroidir.

9. Couper le pain en tranches de taille désirées et servir.

Nutrition: Calories: 384, Lipides: 2.6g, Glucides: 39.3g, Sucre: 16.6g, Protéines: 8.9g, Sodium: 189mg

Tasses de casserole de courge de spaghetti

Temps de préparation: 10 minutes

Temps de cuisson: 15 minutes

Portions: 2

Ingrédients:

- 12 oz de courge spaghetti

- 1 carotte râpée

- 1 œuf

- 1/3 c. à thé de flocons de piment

Itinéraire:

1. Peler les spaghettis et les râper.

2. Mélanger les spaghettis et la carotte.

3. Battre l'œuf et le mélanger soigneusement.

4. Après cela, ajouter les flocons de piment et l'oignon haché.

5. remuer.

6. Mettre le mélange dans le panier de friteuse à air et cuire la casserole pendant 15 minutes à 365 F.

7. Lorsque la casserole est cuite, la refroidir à température ambiante.

8. Servez-le !

Nutrition: Calories 119, Lipides 3.2, Fibres 1.9, Glucides 20.1, Protéines 4

Omelette au tofu saine

Temps de préparation: 10 minutes

Temps de cuisson: 29 minutes

Portions: 2

ingrédients:

• Oignon haché

• 12 onces de tofu en soie, pressé et tranché

• 3 oeufs, battus

• 1 cuillère à soupe de ciboulette, hachée

• 1 gousse d'ail, hachée

• 2 cuillères à café d'huile d'olive

• Sel et poivre noir, au goût

Itinéraire:

1. Préchauffer la friteuse à air à 355 ou F et graisser une poêle à air avec de l'huile d'olive.

2. Ajouter l'oignon et l'ail dans la poêle sautée et cuire environ 4 minutes.

3. Ajouter le tofu, les champignons et la ciboulette et assaisonner de sel et de poivre noir.

4. Fouetter les œufs et verser sur le mélange de tofu.

5. Cuire environ 25 minutes, en piquer les œufs deux fois au milieu.

6. Égoutter et servir chaud.

Nutrition: Calories: 248, Lipides: 15.9g, Glucides: 6.5g, Sucre: 3.3g, Protéines: 20.4g, Sodium: 155mg

Chou haché au bœuf haché

Temps de préparation: 12 minutes

Temps de cuisson: 16 minutes

Portions: 4

ingrédients:

- Chou frisé de 12 onces

- 1 tasse de viande hachée

- 1/2 c. à thé de sel

- 1/2 oignon, en dés

- 1 cuillère à café de paprika moulu

- 1/4 c. à thé d'ail haché

- 1 cuillère à café de dieto séché

- 1 cuillère à café d'huile d'olive

- 1 oz d'amandes, écrasées

Itinéraire:

1.   Mélanger le sel, l'oignon coupé en dés, le paprika moulu, l'ail haché et l'aneth séché dans le bol.

2.   Ajouter l'huile d'olive et mélanger délicatement.

3.   Après cela, mettre le boeuf haché dans le panier de friteuse à air.

4.   Ajouter le mélange d'huile d'olive. Mélanger délicatement.

5.   Cuire le bœuf haché pendant 13 minutes à 370 F. Mélanger de temps à autre.

6.   Pendant ce temps, couper le chou.

7.   Ajouter le chou et les amandes concassées au bœuf haché.

8.   Remuer et cuire encore 3 minutes à 350 F.

Ensuite, transférez le repas cuit dans les bols de

service et servez

NUTRITION: Calories 180, Lipides 7,5, Fibres 2,7,

Glucides 12,2, Protéines 17,2

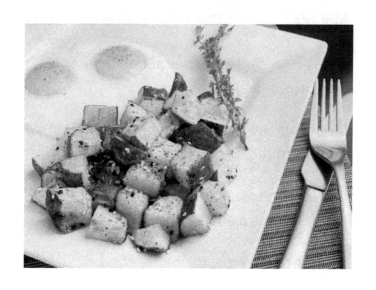

Cuisses de poulet au citron

Temps de préparation: 45 minutes

Portions: 6

ingrédients:

• 3 livres de cuisses de poulet,

• 1 cuillère à soupe de paprika fumé

• . tasse à beurre; fuseau

• 1 cuillère à café de jus de citron

Itinéraire:

1. Prendre un bol et mélanger les cuisses de poulet avec le paprika, remuer, mettre tous les morceaux dans le panier de friteuse à air et les cuire à 360 °F pendant 25 minutes en secouant la friteuse de temps en temps et en emballant la viande avec du beurre.

2. Répartir entre les assiettes et servir

Nutrition: Calories: 261; Matières grasses: 16g; Fibre: 3g; Glucides: 5g; Protéines: 12g

Pois chiches indiens

Temps de préparation: 10 minutes

Temps de cuisson: 25 minutes

Portions: 14

ingrédients

- 6 tasses de pois chiches en conserve, égouttés
- 1 tasse de bouillon de légumes
- 1 oignon de 1yellow, haché
- 1 cuillère à café de gingembre, râpé
- 20 gousses d'ail, hachées
- 8 poivrons thaïlandais, hachés
- 2 cuillères à soupe de cumin, moulu
- 2 cuillères à soupe de coriandre, moulues
- 1 cuillère à café de poudre de piment rouge
- 2 cuillères à soupe de garam masala

- 2 cuillères à soupe de pâte de tamarin végétalien
- Jus de 1/2 citron

Itinéraire:

1. Dans la friteuse à air, mélanger les pois chiches avec le bouillon, le gingembre à l'oignon, l'ail, les poivrons thaïlandais, le cumin, la coriandre, la poudre de chili, le garam masala, la pâte de tamarin et le jus de citron, remuer, couvrir et cuire à 365 degrés F pendant 25 minutes.

2. Répartir entre les plats et servir chaud.

3. jouir!

Nutrition: Calories 255, Lipides 5, Fibres 14, Glucides 16, Protéines 17

Ragoût de tomates

Temps de préparation: 20 minutes

Portions: 4

ingrédients:

• 25 onces de tomates en conserve; Cubes

• 4 oignons de printemps; Haché.

• 2 poivrons rouges; Cubes

• 1 cuillère à soupe de coriandre; Haché.

• 1 c. à thé de paprika sucré

• Saler et poivre noir au goût.

Itinéraire:

1. Dans une poêle qui s'adapte à la friteuse à air, mélanger tous les ingrédients, remuer, placer la poêle dans la friteuse et cuire à 360 °F pendant 15 minutes

2. Diviser en bols et servir.

Nutrition: Calories: 185; Matières grasses: 3g; Fibre: 2g; Glucides: 4g; Protéines: 9g

Haricots blancs au romarin

Temps de préparation: 10 minutes

Temps de cuisson: 20 minutes

Portions: 10

ingrédients:

- 2pounds haricots blancs, cuits
- 3 tiges de 3cèles, hachées
- 2carrots, hachés
- 1 feuille de dibay
- 1 oignon de 1yellow, haché
- Ongles gargarliques hachés
- 1teaspoon romarin, séché
- 1teaspoon origan, séché
- 1teaspoon thym, séché
- Un filet d'huile d'olive
- Sel et poivre noir avec un goût
- 28 onces de tomates en conserve, hachées

- 6 tasses de bette à carde, hachées

Itinéraire:

1.   Dans la poêle, mélanger les haricots blancs avec le céleri, les carottes, la feuille de laurier, l'oignon, l'ail, le romarin, l'origan, le thym, l'huile, le sel, le poivre, les tomates et la bette à carde, remuer, couvrir et cuire à 365 degrés F pendant 20 minutes.

2.   Diviser en bols et servir.

3.   jouir!

Nutrition: Calories 341, Lipides 8, Fibres 12, Glucides 20, Protéines 6

Salade d'accompagnement de poivre et laitue

Temps de préparation: 5 minutes

Temps de cuisson: 15 minutes Portions: 4

ingrédients:

- 1 cuillère à soupe de jus de citron

- 1 poivron rouge

- 1 tête de laitue, déchirée

- Sel et poivre noir au goût

- 3 cuillères à soupe de yogourt

- 2 cuillères à soupe d'huile d'olive

Itinéraire:

1. Dans la friteuse à air, déposer le poivre avec l'huile, le sel et le poivre; air

frire à 400 degrés F pendant 15 minutes. 2. Refroidir le poivre, peler, le couper en lanières et le mettre dans un bol.

3. Ajouter la laitue, le jus de citron, le yogourt, le sel et le poivre.

4. Bien mélanger et servir de plat d'accompagnement.

Nutrition: calories 150, lipides 1, fibres 3, glucides 3, protéines 2

Poivrons avec la garniture de pomme de terre

Temps de cuisson: 20 minutes

Portions: 4

Ingrédients:

- 4 poivrons verts, coupés en haut et desessati
- 4 pommes de terre, bouillies, pelées et écrasées
- 2 ions finementhachés
- 1 cuillère à café de jus de citron
- 2 cuillères à soupe de feuilles de coriandre, hachées
- 2 piments verts, hachés finement
- Huile d'olive si nécessaire
- Sel au goût
- 1/4 c. à thé de Garam Masala
- 1/2 c. à thé de poudre de piment
- 1/4 c. à thé de poudre de curcuma
- 1 cuillère à café de graines de cumin

Itinéraire:

1.   Chauffer l'huile dans une poêle et faire revenir l'oignon, les piments et les graines de cumin. Ajouter le reste des ingrédients sauf les poivrons et bien mélanger.

2.   Préchauffer la friteuse à 390°Fahrenheit pendant 10 minutes.

3.   Badigeonner vos poivrons d'huile d'olive, à l'intérieur comme à l'extérieur, et remplir chaque poivron d'un mélange de pommes de terre.

4.   Mettre dans le panier de friteuse à air et griller pendant 10 minutes.

5.   Vérifiez et grillez encore 5 minutes.

Nutrition: Calories: 282, Glucides: 7.1g, Protéines: 4.

Rhubarbe rôtie

Temps de préparation: 10 minutes

Temps de cuisson: 15 minutes

Portions: 4

ingrédients:

• 1 lb de rhubarbe, coupée en morceaux

• 2 cuillères à café d'huile d'olive

• 2 cuillères à soupe de zeste d'orange

• . noix de tasse, hachées

• cuillère à café de sucre

Itinéraire:

1. Dans la friteuse à air, mélanger tous les ingrédients énumérés et mélanger.

2. Cuire au four à 380 degrés F pendant 15 minutes.

3. Répartir la rhubarbe entre les plats et servir comme plat d'accompagnement.

Nutrition: calories 180, lipides 4, fibres 8, glucides 12, protéines 4

Pommes de terre épicées dans le modèle espagnol

Temps de cuisson: 23 minutes

Portions: 4

Ingrédients:

- 3 pommes de terre, pelées et coupées en croustilles
- 1 oignon, en dés
- 1/2 tasse de sauce tomate
- 1 tomate, tranchée finement
- 1 cuillère à café de vinaigre de vin rouge
- 2 cuillères à soupe d'huile d'olive
- 1 cuillère à café de paprika
- 1 cuillère à café de poudre de piment
- Sel et poivre au goût
- 1 cuillère à café de romarin
- 1 cuillère à café d'origan
- 1 cuillère à café d'épices mélangées
- 2 cuillères à café de coriandre

Itinéraire:

1.   Jes les copeaux dans l'huile d'olive et cuire dans la friteuse à air pendant 15 minutes à 360 °Fahrenheit.

2.   Mélanger le reste des ingrédients dans une plaque à pâtisserie.

3.   Mettre la sauce dans la friteuse à air pendant 8 minutes.

4.   Mélanger les pommes de terre dans la sauce et servir chaud!

Nutrition: Calories: 265, TotalFat: 7.3g, Glucides: 6.2g, Protéines: 5.2g

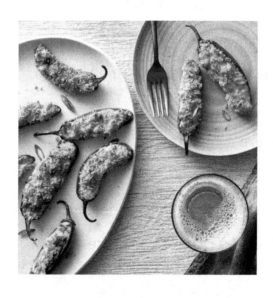

Épinards au fromage

Temps de préparation: 5 minutes

Temps de cuisson: 10 minutes

Portions: 4

ingrédients:

• 14 onces d'épinards

• 1 cuillère à soupe d'huile d'olive

• 2 oeufs, battus

Livre de cuisine Air Fryer

• 2 cuillères à soupe de lait

• 3 onces de fromage cottage

• Sel et poivre noir au goût

• 1 oignon jaune, haché

Itinéraire:

1. Dans une poêle qui s'adapte à la friteuse à air, chauffer l'huile à feu moyen, ajouter les oignons, remuer et faire sauter pendant 2 minutes.

2. Ajouter tous les autres ingrédients et mélanger

3. Mettre la poêle dans la friteuse à air et cuire à 380 degrés F pendant 8 minutes.

4. Répartir les épinards entre les plats et servir comme plat d'accompagnement.

Nutrition: calories 180, lipides 4, fibres 2, glucides 13, protéines 4

Burgers de pois chiches et courgettes

Temps de cuisson: 10 minutes

Portions: 4

Ingrédients:

- 1 pois chiches lasa, tendu

- 1 oignon rouge, en dés

- 2 oeufs, battus

- 1 once de farine d'amande

- 3 cuillères à soupe de coriandre

- 1 cuillère à café de purée d'ail

- 1 once de fromage cheddar, râpé

- 1 courgette, en spirale

- 1 cuillère à café de poudre de piment

- Sel et poivre au goût

- 1 cuillère à café d'épices mélangées

Itinéraire:

1.   Ajouter vos ingrédients dans un bol et bien mélanger. Façonner des portions du mélange en hamburgers.

2.   Mettre dans la friteuse à air pendant 15 minutes jusqu'à ce qu'elle soit cuite.

Nutrition: Calories: 263, Graisses totales: 11.2g, Glucides: 8.3g, Protéines: 6.3g

Pétoncles super simples

Temps de préparation: 10 minutes

Temps de cuisson: 4 minutes

Portions: 2

ingrédients:

• chauffe-mer.

• 1 cuillère à soupe de beurre fondu

• . cuillerée de thym frais, hachée

• Sel et poivre noir, au goût

Itinéraire:

1. Préchauffer la friteuse à air à 390 ou F et graisser un panier de friteuse à air.

2. Mélanger tous les ingrédients dans un bol et remuer pour bien enrober.

3. Disposer les pétoncles dans le panier de la friteuse à air et cuire environ 4 minutes.

4. Faire bouillir et servir chaud.

Nutrition: Calories: 202, Lipides: 7.1g, Glucides: 4.4g, Sucre: 0g, Protéines: 28.7g, Sodium: 315mg

Filets de saumon étonnants

Temps de préparation: 5 minutes

Temps de cuisson: 7 minutes

Portions: 2

ingrédients:

- 2>7 onces d'épaisseur -.- fils

- 1 cuillère à soupe d'assaisonnement italien

- 1 cuillère à soupe de jus de citron frais

Itinéraire:

1. Préchauffer la friteuse à air à 355 ou F et graisser une friteuse à air.

2. Frotter le saumon uniformément avec l'assaisonnement italien et le transférer dans la poêle Air, côté peau vers le haut.

3. Cuire environ 7 minutes et presser le jus de citron dessus pour servir.

Nutrition: Calories: 88, Lipides: 4.1g, Glucides: 0.1g,

Sucre: 0g, Protéines: 12.9g, Sodium: 55mg

Mélange de saumon au gingembre

Temps de préparation: 4 minutes

Temps de cuisson: 15 minutes

Portions: 4

ingrédients:

- 1pound filets de saumon, désoxydés

- 1 cuillère à café de gingembre, râpé

- 1 cuillère à café d'huile d'olive

- 2teaspoons poudre d'ail

- 1 cuillère à café de jus de citron

- 1 cuillère à café d'aneth, hachée

- Sel et poivre noir avec un goût

Itinéraire:

1. Dans la poêle, mélanger le saumon avec le gingembre et d'autres ingrédients, remuer, placer la poêle dans la friteuse à air et cuire à 380 degrés F pendant 15 minutes.

2. Répartir entre les assiettes et servir

Nutrition: Calories 236, Lipides 8, Fibres 12, Glucides 17, Protéines 16

Filets de saumon et olives vertes

Temps de préparation: 4 minutes

Temps de cuisson: 20 minutes

Portions: 4

ingrédients:

- 1cup olives vertes, dénoyautées

- 1pound filets de saumon, désoxydés

- Sel et poivre noir avec un goût

- 1 cuillère à café d'huile d'avocat

- Jus de 1 lime

- 1 cuillère à café d'aneth, hachée

Itinéraire:

1. Dans une plaque à pâtisserie qui s'adapte à la friteuse à air, mélanger le saumon avec les olives vertes et d'autres ingrédients, remuer doucement, placer dans la friteuse à air et cuire à 370 degrés F pendant 20 minutes.

2. Répartir tout entre les plats et servir.

Nutrition: Calories 281, Lipides 8, Fibres 14, Glucides 17, Protéines 16

Morue de cerfeuil

Temps de préparation: 10 minutes

Temps de cuisson: 20 minutes

Portions: 4

Ingrédients:

- Filets 4cod, désoxydés

- 1 cuillère à café de cerfeuil, haché

- Jus de 1 lime

- Sel et poivre noir avec un goût

- 1/2 tasse de lait de coco

- Un filet d'huile d'olive

Itinéraire:

1. Dans une plaque à pâtisserie qui s'adapte à la friteuse à air, mélanger la morue avec le cerfeuil et d'autres ingrédients, remuer doucement, introduire dans la friteuse à air et cuire à 380 degrés F pendant 20 minutes.

2. Répartir entre les plats et servir chaud.

Nutrition: Calories 250, Lipides 5, Fibres 6, Glucides 15, Protéines 18

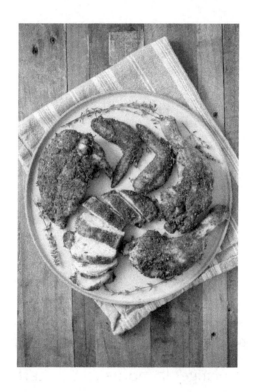

Steak de flétan glacé

Temps de préparation: 30 minutes

Temps de cuisson: 11 minutes

Portions: 4

ingrédients:

- steak d'aiglefin de 1 lb

- 1 gousse d'ail, hachée

- . cuillère à café de gingembre frais, finement râpé

- . tasse de sauce soja à faible teneur en sodium

- . tasse de jus d'orange frais

- 2 cuillères à soupe de jus de lime

- . tasse de vin de cuisson

- . tasse de sucre

- . cuillère à café de flocons de poivron rouge, écrasé

Itinéraire:

1. Préchauffer la friteuse à air à 390 ou F et graisser un panier de friteuse à air.

2. Mettre tous les ingrédients sauf le steak d'aiglefin dans une poêle et apporter

bouillant.

3. Cuire environ 4 minutes en remuant continuellement et retirer du feu.

4. Mettre le steak d'aiglefin et la moitié de la marinade dans un sac callable et bien agiter.

5. Conserver au réfrigérateur pendant environ 1 heure et réserver le reste de la marinade.

6. Placer le steak d'aiglefin dans le panier de friteuse à air et cuire environ 11 minutes.

7. Enrober du reste du glaçage et servir chaud.

Nutrition: Calories: 219, Lipides: 1.1g, Glucides: 17.9g, Sucre: 16.2g, Protéines: 29.7g, Sodium: 1861mg

volaille

Poitrine de poulet et sauce tomate

Temps de préparation: 30

Minutes portions: 4

ingrédients:

• poitrines de poulet sans peau et désoxées-4

• vinaigre balsamique-1/4 tasse

• oignon rouge haché -1

• Parmesan râpé-1/4 tasse.

• Tomates en conserve hachées - 14 onces.

• poudre d'ail-1/4 cuillère à café

• Sel et poivre noir au goût

• Vaporisateur de cuisine

Itinéraire:

1. Commencez par pulvériser un plat chauffant qui peut accueillir votre friteuse à air avec de l'huile de cuisson,

inclure le poulet, assaisonner avec s alt, poivre, vinaigre balsamique, poudre d'ail, tomates et cheddar, et mélanger tout de façon appropriée,

2. Introduire le poulet dans la friteuse à air et cuire à 400 °F, pendant 20 minutes.

3. Partagez la fête parmi les plats et servez chaud.

Nutrition: Calories: 250; Matières grasses: 12; Fibre: 12; Glucides: 19; Protéines: 28

Recette croustillante de parmesan au poulet

Temps de préparation: 25 minutes

Portions: 4

ingrédients:

• chapelure panko-2 tasses

• Poudre d'ail-1/2 cuillère à café.

• parmesan; râpé-1/4 tasse

• farine blanche-2 tasses

• Escalopes de poulet sans peau et désossées -1. Livres.

• oeuf battu -1

• sauce tomate-2 tasses

• Basilic haché; -3 cuillères à soupe.

• mozzarella râpée; -1 tasse

• Sel et poivre noir au goût

Itinéraire:

1. Mélanger le panko avec le parmesan et la poudre d'ail dans un bol et mélanger

proprement.

2. Prendre un deuxième bol et mettre la farine dedans et après cet oeuf dans un troisième.

3. Épicer le poulet avec du sel et du poivre, et tremper dans la farine dans le deuxième bol, à

qui a écrasé pointer à nouveau dans le mélange d'oeufs dans le troisième bol et panko.

4. Mettre les morceaux de poulet dans la friteuse à air et les cuire à 360 ° F, pendant 3 minutes de chaque côté.

5. Déplacer le poulet dans un plat de préparation qui abrite la friteuse à air,

inclure la sauce tomate et garnir de mozzarella,

6. Introduire le poulet dans la friteuse à air et cuire à 375 °F, pendant 7 minutes.

7. Partager le dîner entre les plats et saupoudrer de basilic sur le dessus et servir.

Nutrition: Calories: 304; Matières grasses: 12; Fibre: 11; Protéines: 15 ; Glucides: 22;

Mélange de sauce au poulet et tabasco

Temps de préparation: 10 minutes

Temps de cuisson: 20 minutes

Portions: 4

ingrédients:

• Poitrine de poulet de 2pounds, sans peau, désossée et dés

•   2teaspoons sauce Tabasco

•   1 cuillère à café de gingembre, râpé

•   Ongles gargarliques 4ème gargarlique haché

•   1 tasse de sauce tomate

•   Sel et poivre noir avec un goût

•   1teaspoon huile d'olive

Itinéraire:

1. Dans la poêle, mélanger le poulet avec le Sauce Tabasco et autres ingrédients, placer dans la friteuse à air et cuire à 370 degrés F pendant 20 minutes.

2. Répartir entre les plats et servir.

Nutrition: Calories 281, Lipides 11, Fibres 12, Glucides 22, Protéines 16

Poulet, Eks et Coriandre Mi

Temps de préparation: 10 minutes

Temps de cuisson: 20 minutes

Portions: 4

ingrédients:

• 2pound poitrine de poulet, sans peau, désossée et coupée en deux

• 2 poireaux, tranchés

• 2 cuillères à soupe de coriandre, hachées

• 1 cuillère à café de poudre de curcuma

• 1 cuillère à café de paprika sucré

• Sel et poivre noir avec un goût

• 2 cuillères à soupe d'huile d'olive

• 1 cuillère à soupe de ciboulette, hachée

Itinéraire:

1.   Dans la poêle, mélanger le poulet avec les mers et d'autres ingrédients, cuire à 370 degrés F pendant 20 minutes, répartir entre les plats et servir.

Nutrition: Calories 270, Lipides 11, Fibres 11, Glucides 17, Protéines 11

viande

Casserole de fromage de bacon

Temps de préparation: 35 minutes

Portions: 4

ingrédients:

* 1 lb. 80/20 viande hachée.

* 4 tranches de bacon sans sucre; cuit et émietté

* 1 gros œuf.

* 2 lances marinées; Haché

* oignon blanc moyen; Pelées. Et haché

* 1 tasse de cheddar râpé, divisé.

Itinéraire:

1. Faire dorer le bœuf haché dans une poêle moyenne à feu moyen environ 7-10 minutes. Quand il ne reste pas rose, égoutter la graisse. Retirer du feu et ajouter la viande hachée dans un grand bol.

2. Ajouter l'oignon, . tasse de cheddar et oeuf de cuvette. Bien mélanger les ingrédients et ajouter le bacon émietté

3. Verser le mélange dans un plat de cuisson rond de 4 tasses et compléter avec le reste du cheddar. Mettre dans le panier de friteuse à air. Réglez la température à 375 degrés F et réglez la minuterie pendant 20 minutes

4. La casserole sera dorée sur le dessus et ferme au centre lorsqu'elle sera entièrement cuite. Servir immédiatement avec des cornichons hachés sur le dessus.

Nutrition: Calories: 369; Protéines: 31.0g; Fibres : 0,2 g; Matières grasses: 22,6 g; Glucides: 1.2 g

Tartes à l'agneau

Temps de préparation: 35 minutes

Portions: 8

ingrédients:

- 2 . Lb. agneau, haché finement

- 2 oignons de printemps; Haché

- . tasse de farine d'amande

- 3 oeufs, battus

- 1 cuillère à soupe d'ail; Haché

- 2 cuillères à soupe de coriandre; Haché

- Zeste de 1 citron

- Jus de 1 citron

- Vaporisateur de cuisine

- 2 cuillères à soupe de menthe; Haché

- Une pincée de sel et de poivre noir

Itinéraire:

1. Prendre un bol et mélanger tous les ingrédients sauf le spray de cuisson, bien mélanger et façonner les gâteaux moyens de ce mélange

2. Mettre les gâteaux dans la friteuse à air, les graisser avec un vaporisateur de cuisson et cuire au four à 390 °F pendant 15 minutes de chaque côté

3. Répartir entre les plats et servir avec la salade d'accompagnement a

Nutrition: Calories: 283; Matières grasses: 13g; Fibre: 4g; Glucides: 6g; Protéines: 15g

Agneau et maïs

Temps de préparation: 5 minutes

Temps de cuisson: 30 minutes

Portions: 4

ingrédients:

- 2pounds de viande de ragoût d'agneau, en dés

- 1cup maïs

- 1cup oignons de printemps, hachés

- 1/4 tasse de bouillon de bœuf

- 1 cuillère à café d'huile d'olive

- Une pincée de sel et de poivre noir

- 2 cuillères à soupe de romarin, hachées

Itinéraire:

1. Dans la poêle à air comprimé, mélanger l'agneau avec le maïs, les oignons de printemps et d'autres ingrédients, remuer et cuire à 380 degrés F pendant 30 minutes.

2. Répartir le mélange entre les plats et servir.

Nutrition: Calories 274, Lipides 12, Fibres 3, Glucides 5, Protéines

Mélange de bœuf fumé

Temps de préparation: 5 minutes

Temps de cuisson: 20 minutes

Portions: 4

ingrédients:

- 1pound viande ragoût de bœuf, grossièrement en dés
- 1 cuillère à café de paprika fumé
- 1/2 tasse de bouillon de bœuf
- 1/2 c. à thé de garam masala
- 2 cuillères à soupe d'huile d'olive
- Une pincée de sel et de poivre noir

Itinéraire:

1. Dans le panier de friteuse à air, mélanger le bœuf avec le paprika fumé et d'autres ingrédients, remuer et cuire à 390 degrés F pendant 20 minutes de chaque côté.

2. Répartir entre les plats et servir.

Nutrition: Calories 274, Lipides 12, Fibres 4, Glucides 6, Protéines 17

Boeuf et potiron dans le bâti

Temps de préparation: 10 minutes

Temps de cuisson: 30 minutes

Portions: 4

ingrédients:

- 2pound viande de ragoût de bœuf, coupée en cubes
- Butternut 1cup citrouille, pelée et en dés
- 1 cuillère à café de basilic, haché
- 1 cuillère à soupe d'origan, haché
- Une pincée de sel et de poivre noir
- Un filet d'huile d'olive
- Ongles gargarliques, hachés

Itinéraire:

1. Dans la poêle, mélanger le bœuf avec la citrouille et d'autres ingrédients, remuer et cuire à 380 degrés F pendant 30 minutes.

2. Répartir entre les plats et servir.

Nutrition: Calories 284, Lipides 13, Fibres 3, Glucides 6, Protéines 14

Vinaigrette à la longe d'agneau et aux tomates

Temps de préparation: 40 minutes

Portions: 4

ingrédients:

- 4 tranches de longe d'agneau

- 3 gousses d'ail; Haché

- 1/3 tasse de persil; Haché

- 1/3 tasse de tomates séchées; Haché

- 2 cuillères à soupe de vinaigre balsamique

- 2 cuillères à soupe d'eau

- 2 cuillères à soupe d'huile d'olive

- 2 c. à thé de thym; Haché

- Une pincée de sel et de poivre noir

Itinéraire:

1. Dans un mélangeur, mélanger tous les ingrédients sauf les tranches d'agneau et bien pulser.

2. Prendre un bol et mélanger l'agneau avec la vinaigrette aux tomates et bien mélanger

3. Mettre l'agneau dans le panier de friteuse à air et cuire au four à 380 °F pendant 15 minutes de chaque côté

4. Répartir tout entre les plats et servir.

Nutrition: Calories: 273; Matières grasses: 13g; Fibre: 4g; Glucides: 6g; Protéines: 17g

OEUFS ET PRODUITS LAITIERS

Oeufs méditerranéens aux épinards et tomates

Temps de préparation: 15 minutes

Portions: 2

ingrédients

• 2 cuillères à soupe d'huile d'olive, fondue

• 4 oeufs, battus

• 5 onces d'épinards frais, hachés

• 1 tomate de taille moyenne, hachée

• 1 cuillère à café de jus de citron frais

• 1/2 c. à thé de gros sel

• 1/2 c. à thé de poivre noir moulu

• 1/2 tasse de basilic frais, haché grossièrement

Itinéraire

1. Ajouter l'huile d'olive sur une plaque à pâtisserie Air Fryer. Assurez-vous d'incliner la poêle pour répartir l'huile uniformément.

2. Il suffit de combiner le reste des ingrédients, à l'exception des feuilles de basilic; bien fouetter jusqu'à ce que tout soit bien incorporé.

3. Cuire dans la friteuse à air préchauffée de 8 à 12 minutes à 280 degrés F. Garnir de feuilles de basilic frais. Servir chaud avec une cuillerée de crème sure si désiré.

Nutrition : 274 calories; 23,2 g de lipides; 5,7 g de glucides; 13,7 g de protéines; 2,6 g de sucres; 2,6 g de fibres

Bouchées de brocoli à la sauce au fromage

Temps de préparation: 20 minutes

Portions: 6

ingrédients:

- 1 brocoli à tête moyenne, divisé en cimette

- 1/2 cuillère à café de zeste de citron, fraîchement râpé

- 1/3 cuillère à café de sel de mer fin

- 1/2 cuillère à café de paprika chaud

- 1 cuillère à café de poudre d'échalote

- 1 cuillère à café de poudre de champignons porcini

- 1/2 cuillère à café d'ail granulé

- 1/3 c. à thé de graines de céleri

- 1 . cuillères à soupe d'huile d'olive

Pour la sauce au fromage :

- 2 cuillères à soupe de beurre

- 1 cuillère à soupe de graines de lin dorées

- 1 tasse de lait

- 1/2 tasse de fromage bleu

Itinéraire:

1. Mélanger tous les ingrédients pour les bouchées de brocoli dans un bol, en couvrant les cymettes de brocoli de tous les côtés.

2. Faites-les cuire dans la friteuse à air préchauffée à 360 degrés pendant 13-15 minutes.

3. Pendant ce temps, faire fondre le beurre à feu moyen; incorporer le repas de graines de lin dorées et laisser cuire environ 1 minute.

4. Verser graduellement dans le lait, en remuant constamment, jusqu'à ce que le mélange soit lisse. Porter à ébullition et incorporer le fromage. Cuire jusqu'à ce que la sauce soit légèrement épaissie.

5. Suspendre la friteuse à air, mélanger le brocoli avec la sauce préparée et cuire encore 3 minutes. Bon appétit!

Nutrition : 7,2 g de protéines; 3,6 g de sucres; 3,3 g de fibres

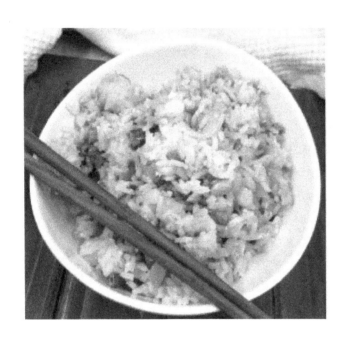

Betteraves moutarde

Temps de préparation: 5 minutes

Temps de cuisson: 25 minutes

Portions: 4

ingrédients:

• 1 lb de betteraves, pelées et coupées en quartiers

• Sel et poivre noir au goût

• 1 cuillère à soupe de moutarde

• 1 cuillère à soupe d'huile d'olive

• 2 cuillères à soupe de ciboulette, hachées

• 1 cuillère à café de paprika sucré

Itinéraire:

1. Dans le panier de friteuse à air, mélanger les betteraves avec la moutarde, le sel, le poivre et d'autres ingrédients, presser et cuire à 380 degrés F pendant 25 minutes.

2. Répartir les betteraves entre les assiettes et servir.

Nutrition: calories 122, lipides 2, fibres 2, glucides 9, protéines 4

Chou sauté

Temps de préparation: 5 minutes

Temps de cuisson: 15 minutes

Portions: 4

ingrédients:

- 1 lb de chou rouge, râpé

- 1 cuillère à soupe de vinaigre balsamique

- 2 oignons rouges, tranchés

- 1 cuillère à soupe d'huile d'olive

- 1 cuillère à soupe d'aneth, hachée

- Sel et poivre noir au goût

Itinéraire:

1. Chauffer la friteuse à l'air avec l'huile à 380 degrés F, ajouter le chou, les oignons et d'autres ingrédients, presser et cuire pendant 15 minutes.

2. Répartir entre les assiettes et servir.

Nutrition: 100 calories, 4 graisses, fibres 2, glucides 7, protéines

Brocoli crémeux

Temps de préparation: 5 minutes

Temps de cuisson: 20 minutes

Portions: 4

ingrédients:

• Cimette de brocoli de 1 livre

• 1 tasse de crème épaisse

• 1 cuillère à soupe de zeste de lime râpé

• Jus de 1 lime

• Sel et poivre noir au goût

• 2 cuillères à soupe d'huile d'olive

Itinéraire:

1. Dans la poêle, mélanger le brocoli avec la crème, le jus de lime et d'autres ingrédients, presser et cuire à 380 degrés F pendant 20 minutes.

2. Répartir tout entre les plats et servir.

Nutrition: calories 122, lipides 3, fibres 6, glucides 8, protéines 9

Betteraves crémeuses

Temps de préparation: 5 minutes

Temps de cuisson: 25 minutes

Portions: 4

Ingrédients:

- Betterave de 2 grappes, pelée et coupée en deux
- 1 tasse de crème lourde
- 1teaspoon poudre de curcuma
- Une pincée de sel et de poivre noir
- 2 cuillères à soupe d'huile d'olive
- Ongles gargarliques, hachés
- Jus de 1 lime
- 1/2 c. à thé de coriandre, moulue

Itinéraire:

1. Dans une poêle qui s'adapte à la friteuse à air, mélanger la betterave avec la crème, le curcuma et d'autres ingrédients, remuer, placer la poêle dans la friteuse et cuire à 400 degrés F pendant 25 minutes.

2.   Répartir entre les plats et servir.

Nutrition: Calories 135, Lipides 3, Fibres 2, Glucides 4, Protéines 6

Bette à carde et olives

Temps de préparation: 5 minutes

Temps de cuisson: 20 minutes

Portions: 4

ingrédients:

- 2 tasses de bette à carde rouge, déchirée
- Olive kalamata 1cup, dénoyautée et coupée en deux
- 1/2 tasse de sauce tomate
- 1teaspoon poudre de piment
- 2 cuillères à soupe d'huile d'olive
- Sel et poivre noir avec un goût

Itinéraire:

1. Dans une poêle qui s'adapte à la friteuse à air, mélanger la bette à carde avec les olives et d'autres ingrédients et mélanger.

2. Mettre la poêle dans la friteuse à air, cuire à 370 f grades pendant 20 minutes, répartir entre les assiettes et servir.

Nutrition: Calories 154, Lipides 3, Fibres 2, Glucides 4, Protéines 6

Mélange de champignons de noix de coco

Temps de préparation: 5 minutes

Temps de cuisson: 20 minutes

Portions: 4

ingrédients:

- 1pound champignons blancs, coupés en deux

- Paprika doux à 1teaspoon

- Oignon 1red, haché

- 1teaspoon romarin, séché

- Sel et poivre noir avec un goût

- 2 cuillères à soupe d'huile d'olive

- 1 tasse de lait de coco

Itinéraire:

1.   Dans une poêle qui s'adapte à la friteuse à air, mélanger les champignons avec le paprika et d'autres ingrédients et mélanger.

2.   Mettre la poêle dans la friteuse, cuire à 380 degrés F pendant 20 minutes, répartir entre les plats et servir.

Nutrition: Calories 162, Lipides 4, Fibres 1, Glucides 3,

Protéines 5

Pain au fromage au bacon Jalapeño

Temps de préparation: 25 minutes

Portions : 8 bâtonnets

ingrédients:

• 4 tranches de bacon sans sucre; cuits et hachés

• 2 gros oeufs.

• . coupe jalapeños marinée hachée.

• . tasse de parmesan râpé.

• 2 tasses de mozzarella râpée

Itinéraire:

1. Mélanger tous les ingrédients dans un grand bol. Couper un morceau de parchemin pour s'adapter au panier de friteuse à air.

2. Humidifiez vos mains avec un peu d'eau et appuyez sur le mélange en cercle. Vous devrez peut-être séparer cela en

deux petits pains au fromage, selon la taille de la friteuse

3. Placer le parchemin et le pain au fromage dans le panier de friteuse à air

4. Ajustez la température à 320 degrés F et réglez la minuterie pendant 15 minutes. Retourner soigneusement le pain lorsqu'il reste 5 minutes

5. Lorsqu'il est entièrement cuit, le dessus sera doré. Servir chaud.

Nutrition: Calories: 273; Protéines: 20.1g; Fibre: 0,1 g; Matières grasses : 18,1 g; Glucides: 2.3g

Bâtonnets de mozzarella

Temps de préparation: 1 heure 10 minutes

Portions : 12 bâtonnets

ingrédients:

• Bâtonnets de fromage à cordes de 6, 1 oz.mozzarella

• Le Comité sur la protection du litiche de porc Oz., finement moulu

• 2 gros oeufs.

• . tasse de parmesan râpé.

• 1 cuillère à café de persil séché.

Itinéraire:

1. Déposer les bâtonnets de mozzarella sur une planche à découper et les couper en deux. Congeler 45 minutes ou jusqu'à ce qu'ils soient stationnaires. S'il gèle toute la nuit, retirer les bâtonnets congelés après 1 heure et les placer dans le sac de rangement hermétique zippé

et les déposer au congélateur pour une utilisation future.

2. Prendre un grand bol, mélanger le parmesan, les cuisinières de porc hachées et le persil

3. Prendre un bol moyen, fouetter les œufs

4. Faire tremper la mozzarella congelée dans des œufs battus, puis dans un mélange de parmesan pour enrober.

5. Répéter avec le reste des bâtonnets. Placer les bâtonnets de mozzarella dans le panier de friteuse à air.

6. Réglez la température à 400 degrés F et réglez la minuterie pendant 10 minutes ou jusqu'à ce qu'elle soit dorée. Servir chaud.

Nutrition: Calories: 236; Protéines: 19.2g; Fibre: 0,0 g; Matières grasses: 13,8 g; Glucides: 4.7g

Crème de noix de coco et pudding à la cannelle

Temps de préparation: 10 minutes

Temps de cuisson: 10 minutes

Portions: 6

ingrédients:

- 2cup crème de noix de coco

- 1teaspoon cannelle en poudre

- Farine de 6 cuillères à soupe

- 5 cuillères à soupe de sucre

- Zeste de 1 citron, râpé

- 2 tasses d'eau, pour le pot de pression

Itinéraire:

1. Réglez l'autocuiseur pour faire sauter le mode, ajouter la crème de noix de coco, la cannelle et le zeste d'orange, remuer, laisser mijoter pendant quelques minutes, transférer dans un bol et réserver.

2. Ajouter la farine et le sucre, bien mélanger et les diviser en ramequins.

3.   Ajouter l'eau à l'autocuiseur, ajouter le panier à vapeur, ajouter les ramequins, couvrir la casserole, cuire à la basse pendant 10 minutes et servir froid.

Nutrition: Calories 170, Lipides 5, Fibres 2, Glucides 8,

Trempette au brocoli

Temps de préparation: 25 minutes

Portions: 4

ingrédients:

- 1 . tasses de football végétarien

- 1/3 tasse de lait de coco

- 3 tasses de cimette de brocoli

- 2 gousses d'ail; Haché

- 1 cuillère à soupe d'huile d'olive

- 1 cuillère à soupe de vinaigre balsamique

- Saler et poivre noir au goût.

Itinéraire:

1. Dans une poêle qui s'adapte à la friteuse à air, mélanger tous les ingrédients, remuer.

2. Placer dans la friteuse et cuire à 390 °F pendant 15 minutes. Diviser en bols et servir

Nutrition: Calories: 163; Matières grasses: 4g; Fibre: 2g; Glucides: 4g; Protéines: 5g

Confiture de prunes

Temps de préparation: 20 minutes

Temps de cuisson: 8 minutes

Portions: 12

Ingrédients:

• 3pounds prunes, pierres enlevées et hachées grossièrement

• 2 cuillères à soupe de jus de citron

• 2pounds de sucre

• 1teaspoon extrait de vanille

• 3ounce d'eau

Itinéraire:

1. Dans l'autocuiseur, mélanger les prunes avec le sucre et l'extrait de vanille, remuer et laisser de côté pendant 20 minutes

2. Ajouter le jus de citron et l'eau, remuer, couvrir et cuire à feu doux pendant 8 minutes.

3. Diviser en bols et servir froid.

Nutrition: Calories 191, Lipides 3, Fibres 4, Glucides 12, Protéines 6

Pudding rouge de pain de myrtille

Temps de préparation: 10 minutes

Temps de cuisson: 15 minutes

Portions: 2

ingrédients:

- 2egg jaunes d'œufs
- 1 et 1/2 tasse de pain, coupé en cubes
- 1 tasse de crème lourde
- Zeste de 1/2 orange, râpé
- Jus de 1/2 orange
- 2teaspoons extrait de vanille
- 1/2 tasse de sucre
- 2cups d'eau
- 1 cuillère à café de beurre
- 1/2 tasse de bleuets

Itinéraire:

1.   Dans un bol, mélanger les jaunes d'œufs avec le pain, la crème, le zeste d'orange et le jus de fruits, l'extrait de vanille, le sucre,

beurre et bleuets, remuer et verser dans une plaque à pâtisserie.

2. Ajouter l'eau à l'autocuiseur, ajouter le panier à vapeur, ajouter la plaque à pâtisserie, couvrir la casserole et cuire à puissance élevée pendant 15 minutes.

3. Répartir dans 2 assiettes et servir froid.

Nutrition: Calories 189, Lipides 3, Fibres 1, Glucides 4, Protéines 4

Barres de citron

Temps de préparation: 45 minutes

Portions: 8

ingrédients:

• 1. tasses de farine d'amande

• 3 oeufs, battus

• . tasse à beurre; fuseau

• 1 tasse d'érythritol

• Zeste de 1 citron râpé

• Jus de 3 citrons

Itinéraire:

1. Prendre un bol et mélanger 1 tasse de farine avec la moitié de l'érythle et du beurre, bien mélanger et presser dans une plaque à pâtisserie qui s'adapte à la friteuse à air tapissée de papier parchemin

2. Mettre le plat dans la friteuse à air et cuire à 350 °F pendant 10 minutes.

3. Pendant ce temps, dans un bol, mélanger le reste de la farine avec le reste de l'érythle et d'autres ingrédients et bien fouetter

4. Étendre cela sur la croûte, remettre le plat dans la friteuse à air et cuire à 350 °F pendant 25 minutes

5. Frais; couper en barres et servir.

Nutrition: Calories: 210; Matières grasses: 12g; Fibre: 1g; Glucides: 4g; Protéines: 8g

Crème de groseille

Temps de préparation: 35 minutes

Portions: 4

ingrédients:

* 7 tasses de groseille

* 6 feuilles de sauge

* 1 tasse d'eau

* 1 tasse dirigée

Itinéraire:

1. Dans une poêle qui s'adapte à la friteuse à air, mélanger tous les ingrédients, remuer, mettre la poêle dans la friteuse et cuire à 330 °F pendant 30 minutes

2. Jeter les feuilles de sauge, les diviser en tasses et servir froid.

Nutrition: Calories: 171; Matières grasses: 4g; Fibre: 2g; Glucides: 3g; Protéines: 6g

Gâteau au fromage biscuit gingembre

Temps de préparation: 15 minutes

Temps de cuisson: 15 minutes

Portions: 6

ingrédients:

*   2 tasses d'eau, pour le pot de pression

*   2teaspoons beurre, fondu

*   1/2 tasse de biscuits au gingembre, émiettés

*   16 onces de fromage à la crème, doux

*   2eggs (2eggs)

*   1/2 tasse de sucre

Itinéraire:

1.   Graisser une plaque à pâtisserie avec du beurre, ajouter la chapelure et les étaler uniformément.

2.   Dans un bol, fouetter le fromage à la crème à l'aide d'un mélangeur.

3.   Ajouter les œufs et le sucre et bien mélanger.

4.   Ajouter l'eau à l'autocuiseur, ajouter le panier à vapeur, ajouter la plaque à pâtisserie à l'intérieur, couvrir et cuire à feu doux pendant 15 minutes.

5.   Conserver le gâteau au fromage au réfrigérateur pendant quelques heures avant de servir.

Nutrition: Calories 394, Lipides 12, Fibres 3, Glucides 20, Protéines

Pudding aux carottes et sauce au rhum

Temps de préparation: 10 minutes

Temps de cuisson: 1 heure 10 minutes

Portions: 2

Ingrédients:

- 1 et 1/2 tasse d'eau
- Jet de cuisine
- 2 cuillères à soupe de cassonade
- 1egg
- 2 cuillères à soupe de mélasse
- Cuillère à café de farine 2table
- Une pincée de piment de la Jamaïc
- Une pincée de cannelle en poudre
- Une pincée de muscade, moulue
- 1/4 c. à thé de bicarbonate de soude
- 1/3 tasse de shortening, râpé

- 3 cuillères à café de pacanes, hachées
- 3 cuillères à soupe de carottes râpées
- Raisins secs 3tablespoons
- 1/2 tasse de chapelure
- Pour la sauce:

- 1 et 1/2 cuillère à soupe de beurre
- 2 cuillères à soupe de cassonade
- cuillères à soupe de crème lourde
- 1/2 cuillère à soupe de rhum
- Une pincée de cannelle en poudre

Itinéraire:

1.   Dans un bol, mélanger la mélasse avec les œufs et 2 cuillères à soupe de sucre, farine, shortening, carottes, noix, raisins secs, chapelure, sel, une pincée de cannelle, piment de la Jamaïque, muscade et bicarbonate de soude, remuer le tout, verser dans une casserole de pudding à l'anoil avec spray de cuisson et couvrir de papier d'aluminium. Ajouter l'eau à l'autocuiseur, ajouter le panier à vapeur, ajouter le pudding à

l'intérieur, couvrir et cuire à feu doux 1 heure. Pendant ce temps, chauffer une poêle avec du beurre pour le sauce à feu moyen, ajouter 2 cuillères à soupe de sucre, remuer et cuire pendant 2 minutes. Ajouter la crème, le rhum et une pincée de cannelle, remuer et laisser mijoter encore 2 minutes.

2.   Répartir le pudding dans 2 bols, verser la sauce au rhum partout et servir.

Nutrition: Calories 261, Lipides 6, Fibres 6, Glucides 10, Protéines

Mélange de cerises d'hiver

Temps de préparation: 10 minutes

Temps de cuisson: 5 minutes

Portions: 6

ingrédients:

- 16ème cerises, dénoyautées

- 2 cuillères à soupe d'eau

- 2 cuillères à soupe de jus de citron

- Sucre avec le goût

- 2 cuillères à soupe d'amidon de maïs

Itinéraire:

1. Dans l'autocuiseur, mélanger les cerises avec le sucre et le jus de citron, remuer, couvrir et cuire à feu doux pendant 3 minutes.

2. Dans un bol, mélanger l'eau avec la fécule de maïs, bien mélanger, ajouter à la casserole, mettre le poêle en mode sauté, ajouter le reste des cerises,

remuer, cuire pendant 2 minutes, diviser en bols et
servir froid.

Nutrition: Calories 161, Lipides 4, Fibres 2, Glucides 8,
Proteen

CPSIA information can be obtained
at www.ICGtesting.com
Printed in the USA
LVHW081309260521
688301LV00021B/194